SAINT-HONORÉ-LES-BAINS

(NIÈVRE)

LE SEUL ÉTABLISSEMENT THERMAL

D'EAUX SULFUREUSES SODIQUES

du centre de la France

ANALOGUE A CEUX DES PYRÉNÉES

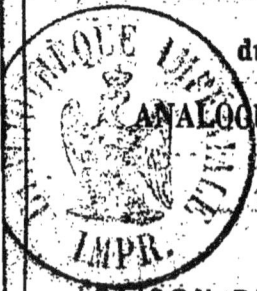

SAISON DU 15 MAI AU 15 OCTOBRE

PARIS

ADRIEN DELAHAYE, LIBRAIRE-ÉDITEUR

ET

60, rue Caumartin, au Dépôt central

1869

SAINT-HONORE-LES-BAINS

(NIÈVRE)

EAUX SULFUREUSES SODIQUES THERMALES

Les médecins inspecteurs déclarent que les Eaux de Saint-Honoré peuvent rivaliser avec celles des Pyrénées : Bonnes, Cauterets, Amélie-les-Bains, Barèges, Bagnères de Bigorre, Labassères, Bagnères de Luchon, etc., dont elles rappellent les vertus thérapeutiques.

SAISON THERMALE DU 15 MAI AU 15 OCTOBRE

BAINS ET DOUCHES DE TOUTE NATURE,
SALLES D'INHALATION ET DE RESPIRATION
PISCINE DE NATATION A EAU COURANTE
HYDROTHÉRAPIE COMPLÈTE

Hôtels du Morvan et des Bains, tenus par Walsdorff restaurant et table d'hôte à chaque hôtel.

Châlets et pavillons, avec écuries et remises.

Concerts, salons de lecture et de jeux, soirées dansantes.

Maisons meublées au bourg, pensions bourgeoises à 4, 6 et 8 fr. par jour et par personne *(logement, nourriture et service compris)*.

ITINERAIRE

SAINT-HONORÉ est à 8 h. de Paris, chemin de fer de Lyon ; ligne du Bourbonnais par Nevers, ou de la Bourgogne, par Chagny ; station de Cercy-la-Tour, à 1 heure ½ de Saint-Honoré.

Voitures à tous les trains de Cercy-la-Tour à Saint Honoré.

ÉTABLISSEMENT THERMAL

DE

SAINT-HONORÉ-LES-BAINS

(NIÈVRE)

L'ANCIEN AQUÆ NISINÆI DES ROMAINS

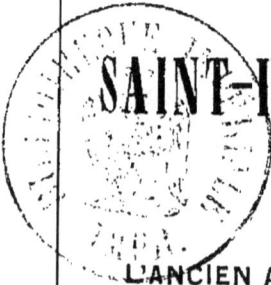

SAINT-HONORÉ-LES-BAINS

(NIÈVRE)

NOTICE MÉDICALE

SUR LES EAUX SULFUREUSES SODIQUES

DE

SAINT-HONORÉ-LES-BAINS

(NIÈVRE)

L'établissement thermal de Saint-Honoré, le seul établissement d'eaux sulfureuses du centre de la France, est situé dans la Nièvre, près de Moulins-Engilbert, Autun et Nevers. Sonaltitude est de 302 mèt. au-dessus du niveau de la mer. Entouré au nord et à l'est par les montagnes boisées du Morvan, Saint-Honoré, grâce à ces abris naturels, jouit d'un climat relativement doux et de tous les avantages pittoresques des montagnes, sans en avoir les inconvénients. Cette condition est précieuse pour les malades atteints d'affections pulmonaires, qui constituent la plus grande partie de la clientèle de Saint-Honoré.

Cette clientèle s'est formée d'elle-même, et, on peut le dire, par la seule vertu des eaux. Avant même que l'analyse chimique de la source ait été faite, l'expérience populaire conduisait déjà à Saint-Honoré le même genre de malades qu'attire aux Eaux-Bonnes la spécialité de ses eaux.

L'analogie de composition et d'action médicale entre certaines sources pyrénéennes et les eaux de Saint-Honoré, est d'une très-grande importance, si l'on considère l'isolement de ces eaux au centre de la France, loin de toute source du même genre. Les médecins et les malades du nord, de l'ouest, de l'est et du centre de la France, avaient bien souvent l'occasion de regretter l'éloignement des Pyrénées, et beaucoup d'affections cruelles étaient ainsi, chaque année, privées d'un rèmède indispensable que les malades ne pouvaient pas aller chercher au loin.

En fondant l'établissement thermal de Saint-Honoré, M. le marquis d'Espeuilles a donc rendu, à son pays, un immense service, car il a mis à la portée de tout le monde un traitement qui n'était accessible qu'aux malades riches.

Les Romains avaient déjà compris toute l'importance géographique de cette station sulfureuse, isolée au centre de la Gaule. Des ruines remarquables et six cents médailles des empereurs trouvées dans un des puits d'où émerge encore la principale source, ont permis à M. Hase, de l'Institut, et à un savant archéologue de Nevers, Mgr Crosnier, de fixer à Saint-Honoré la position jusque-là indécise des *Aquæ Nisinæi*. A l'époque où Jules César couvrit tout le Morvan de ruines, Saint-Honoré, ville gauloise, alors Arbandal, dut à ses sources déjà connues et fréquentées, la faveur d'attirer l'attention du grand peuple.

Grâce aux travaux de l'habile ingénieur en chef, M. Jules François, le créateur des thermes modernes, Saint-Honoré possède aujourd'hui un établissement des plus complets de France. Les appareils d'exploitation y sont surtout remarquables; nous en donnons la description plus loin.

SOURCES THERMALES.

Situées à 272 mètres au-dessus du niveau de la mer, à 30 mètres au-dessous du bourg, dans la vallée, les sources de *Saint-Honoré* coulent au pied d'une roche de porphyre rose, à la limite même des terrains ignés et à leur jonction avec les couches calcaires. Les travaux de déblais exécutés par les Romains et pratiqués dans les arkhoses qui enveloppent le soulèvement primitif du Morvan, entre les porphyres et les couches jurassiques (calcaires à gryphées), ont été poussés jusqu'à une profondeur de 7 mètres, et l'on a pu reconnaître que les griffons naturels des eaux étaient placés dans la direction des roches porphyriques. Les travaux de captage ont eu pour résultat d'isoler, au moyen d'énormes masses de béton, les sources thermales des infiltrations étrangères, et de s'opposer à un mélange continuel qui s'établissait entre elles, avant les travaux, à travers les communications souterraines établies naturellement entre les anciens puits romains.

On compte à Saint-Honoré cinq sources :

La source de la *Crevasse*.
— de l'*Acacia*.
— de la *Marquise*.
— des *Romains*.
— de la *Grotte*.

Ces sources varient de température depuis 26 jusqu'à 31° centigrades, et, comme elles sont plus ou moins chargées de principes minéralisateurs, il est facile de les adapter aux différentes constitutions.

PROPRIÉTÉS PHYSIQUES

DES EAUX DE SAINT-HONORÉ-LES-BAINS.

L'eau des sources de Saint-Honoré, de nature *alcaline* et *sulfureuse*, est, au sortir du rocher, d'une transparence parfaite avec un léger reflet bleuâtre ; elle est onctueuse, douce au toucher, et sa saveur est alcalescente et hépathique. Les cinq sources, réunies donnent en vingt-quatre heures, 960 mètres cubes d'eau, qui sont utilisés en bains, boissons, douches, inhalations et pour l'exportation.

Analyse chimique. — L'analyse de M. O. Henry, faite avant les travaux de captage, indique $0^{lit.},070$ d'acide sulfhydrique libre, et $0^{lit.},003$ de sulfure alcalin par litre. Cette proportion relativement forte d'acide sulfhydrique, a fait placer les eaux de Saint-Honoré en tête du tableau comparatif de la quantité de gaz, dressé par M. Herpin, de Metz (1); le sulfure alcalin y a, par contre, été trouvé en très-petite quantité. Mais s'il est vrai que « ce ne sont pas les eaux les plus riches en soufre, dont l'activité est la plus énergique sur l'économie, mais celles qui dégagent le plus d'acide sulfhydrique et que les malades respirent,» les eaux de Saint-Honoré devront être considérées comme

---

(1) *Etudes médicales, scientifiques et statistiques sur les principales eaux de France, d'Angleterre et d'Allemagne*, p. 248.

chimiquement composées d'une manière satisfaisante, et, de plus, paraîtront éminemment propres au traitement des affections pulmonaires par les inhalations sulfureuses. C'est, en effet, la spécialité qu'elles ont prise dès leur naissance.

Une certaine analogie d'effets médicaux et de composition chimique, et la ressemblance des températures, ont fait souvent comparer les eaux de Saint-Honoré aux Eaux-Bonnes :

TABLEAU COMPARATIF DES ANALYSES DES DEUX SOURCES, FAITES TOUTES LES DEUX PAR M. O. HENRY.

Eau : 1 litre.

	Saint-Honoré.	Eaux-Bonnes.
Acide sulfhydrique libre............	0,070	0,0055
— carbonique libre.............	1/9 vol.	0,0064
Azote..........................	Indét.	
Oxygène........................	Indét.	
Bicarbonates de chaux............	} 0,098	
— de magnésie..........		
— de soude et de potasse...	0,040	
Carbonate terreux................	0,069	
Silicates : Potasse................	} 0,034	
— Soude.................		
— Alumine................	0,023	0,0048
Sulfates anhydres de soude.........	0,132	
— de chaux..........	0,032	0,1180
— de magnésie.......		0,0125
— de sulfure alcalin...	0,003	
Chlorure de sodium...............	0,300	0,3423
— potassium.............	0,005	traces.
Iodure alcalin....................	traces	
Oxyde de fer, matière organique......	0,007	
Oxyde de fer et acide cilicique........		0,0160
Matière organique, glairine rudimentaire.	Indét.	
Matière organique sulfurée..........		0,1065
	0,674	0,6045

Ces deux analyses présentent, comme on le voit, une ressemblance remarquable.

L'étude des conferves thermales qui vivent dans les eaux, vient confirmer encore l'analogie chimique. « Les dépôts organiques recueillis dans les conduites des sources ou au fond des bassins, dit M. Cazin, dans son savant travail sur les conferves thermales de Valdieri et de Saint-Honoré, lu dans la séance de la Société d'hydrologie médicale de Paris, du 21 février 1859, méritent une attention particulière, comme étant des produits véritablement hydro-minéraux et pouvant fournir, comme tels, des indications précises sur la nature de l'eau. A première vue, on est frappé de la ressemblance de ces matières avec celles propres à la plupart des eaux des Pyrénées. C'est le même aspect mucoso-filamenteux noirâtre. On pressent qu'on a affaire à une eau sulfurée et qu'on va y constater la présence de la sulfuraire (*leptomitus sulfararia,* Montag. et K. G.) colorée adventivement en noir par du sulfure de fer, et cette prévision est justifiée par un examen plus approfondi. La sulfuraire est, en outre, accompagnée de deux conferves analogues aussi à d'autres qu'on rencontre dans certaines eaux pyrénéennes. Je dirai encore, comme une chose très-remarquable pour des eaux qui ont tant d'analogie avec les eaux sulfurées des Pyrénées, que je n'ai pas vu de traces de la substance observée par moi particulièrement dans les eaux de Luchon, où elle est si abondante, et que j'ai décrite et désignée sous le nom de sulfodiphthérosc (conferve à ranger parmi les cryptococcus.) »

D'après ce qui précède, il paraît donc incontestable que les eaux de Saint-Honoré sont bien des eaux sulfurées sodiques analogues aux eaux des Pyrénées, et qu'on ne saurait aucunement les confondre avec les eaux froides sulfurées calciques du bassin de la Seine, Enghien et Pierrefonds, que leurs propriétés physiques, chimiques et thérapeutiques doivent faire ranger dans une classe spéciale très-différente des eaux pyrénéennes.

EFFETS PHYSIOLOGIQUES.

Circulation. — C'est, de toutes les fonctions, la première et la plus sensiblement modifiée.

En général, dit M. le docteur Collin, dans son *Guide médical aux eaux de Saint-Honoré* aussitôt l'emploi de ces eaux, il survient une légère excitation, la peau devient plus chaude, le pouls plus fréquent et plus fort, les évacuations naturelles ou morbides de grand appareil, telles que les menstrues, les hémorrhoïdes, augmentent de fréquence et de quantité; de là les avantages que l'on peut tirer de l'action de ces eaux chez les personnes qui ont vu leur santé se troubler par la suppression d'une hémorrhagie habituelle. De cette action excitante du système sanguin, découle aussi la nécessité d'une prudence extrême de la part du médecin dans certaines maladies, chez certains individus sujets aux hémorrhagies ou aux congestions viscérales.

Respiration. — Nous renvoyons à l'article *inhalation*, l'étude des effets produits sur la respiration.

Innervation. — On obtient par l'usage des *Eaux de Saint-Honoré* une action sédative puissante sur le système nerveux. M. le docteur Collin dit en avoir obtenu les meilleurs effets dans certaines affections nerveuses hystériformes, et M. le docteur Gubler, en parlant de l'action sédative des Eaux de Saint-Honoré, croit pouvoir attribuer cette propriété à la présence dans nos eaux du bromure de potassium.

Digestion. — En général, l'appétit est rapidement augmenté, les digestions rendues plus faciles, et si quelquefois il survient un peu de constipation, quelques douches minérales ascendantes en font promptement justice.

Sécrétions. — Toutes les sécrétions sont augmentées : celle de l'urine surtout est sensiblement modifiée, et, outre la quantité plus considérable de ce liquide, il n'est pas rare de voir survenir la sortie de nombreux graviers. Ce dernier phénomène doit être attribué, en grande partie, aux principes alcalins contenus dans ces eaux.

L'expectoration est rendue plus facile et plus abondante.

La transpiration se fait mieux, ce qui annonce une circulation périphérique plus facile, la peau devient onctueuse à mesure qu'elle fonctionne davantage.

Enfin, chez un grand nombre de malades, on voit survenir cette éruption plus ou moins confluente, à laquelle on a donné le nom de *poussée*.

EFFETS THÉRAPEUTIQUES.

Les eaux de Saint-Honoré contenant, outre leurs éléments sulfureux, une notable quantité de chlorure de sodium, jouissent des propriétés des *sulfurées sôdiques*, en même temps qu'on pourra en retirer les résultats obtenus près des *sources chlorurées.*

Les observations nombreuses des médecins qui ont fait une étude spéciale des eaux de Saint-Honoré, nous permettent d'affirmer qu'elles deviennent une médication vraiment héroïque, toutes les fois que les affections à combattre sont de nature *lymphatique* ou *scrofuleuse.*

Le *lymphatisme*, cette plaie de la génération actuelle, qui semble s'attaquer aux enfants avec d'autant plus de prédilection, qu'ils appartiennent à des familles plus aisées, et qui sont par conséquent entourés de plus de soins, le lymphatisme, disons-nous, est une des maladies combattues le plus victorieusement à Saint-Honoré.

Malheureusement, il arrive trop souvent que les familles ne reconnaissent pas cet état maladif général, et se laissent séduire par la beauté des formes de leurs enfants, par leur teint souvent frais et rose, par cette *beauté lymphatique*, comme l'appelle M. L. Fleury, dont les charmes trompeurs cachent tant de dangers.

Et cependant, c'est, de l'enfance à la puberté surtout, qu'il faut avoir recours à la médication thermale, car c'est à cette époque de la vie que les modificateurs ont le plus de prise sur le lymphatisme.

Chaque année, nous voyons augmenter à l'établissement de Saint-Honoré le nombre des enfants malades, et les excellents résultats obtenus par les sources de la *Marquise* et des *Romains*, dont la composition semble en faire une médication spécialement destinée à l'enfance, assurent à cette station thermale un avenir brillant et prochain. En effet, ce sera toujours avec de grandes chances de succès, que les médecins pourront en prescrire l'usage, dans bien des cas où des eaux sulfureuses plus fortes ne pourraient pas être conseillées sans dangers.

Scrofule. — Nous pourrions répéter textuellement, à propos de la scrofule, ce que nous venons d'écrire sur le lymphatisme, et c'est aussi dès l'enfance que cette terrible maladie doit être combattue par les eaux minérales; il s'agit, en effet, de refaire une constitution, comme le dit M. le docteur Barthez dans son excellent Traité des maladies des enfants : « Les modifications qui s'opèrent dans l'organisme sont plus nombreuses, plus complètes et plus rapides dans l'enfance qu'à toute autre époque de la vie. »

J'ai déjà vu, dit le docteur Collin, venir à Saint-Honoré bien des enfants à la figure bouffie, aux muqueuses décolorées, atteints de blépharites légères mais persistantes, présentant un engorgement des ganglions cervicaux que la palpation seule pouvait faire constater, en même temps qu'une susceptibilité excessive des muqueuses bronchiques, et j'ai toujours vu repartir ces enfants à la physionomie scrofuleuse, avec une amélioration notable de la constitution tout entière. Les eaux de Saint-Honoré sont d'une efficacité certaine contre le lymphatisme, contre cet autre état qui est plus que le lymphatisme, mais qui n'est point encore de la scrofule, enfin contre la scrofule elle-même et ses manifestations.

MALADIES DE LA PEAU. — Il existe au point de vue de la médication par les eaux de Saint-Honoré, deux formes bien différentes de ces affections :

Les affections humides ou suintantes de la peau, les affections sèches et les affections humides sont guéries plus rapidement que les dartres sèches, et ce qui désole le malade est pour le médecin un gage presque assuré de guérison.

« Toutes les affections suintantes de la peau, écrivait le docteur Allard à l'un de ses confrères de Strasbourg, eczéma, impétigo, etc., trouvent dans les bains et les petites douches mobiles de Saint-Honoré, de puissantes ressources. J'ai eu d'ailleurs l'occasion d'observer la guérison d'un large impétigo des mains, sous l'influence des boissons et des inhalations, sans bains. »

RHUMATISME. — Au dire d'un grand nombre d'écrivains hydrologistes, toutes les eaux

minérales, pourvu qu'elles soient adminis-
trées à une température élevée, peuvent être
dirigées avec succès contre le rhumatisme. Il
faut cependant faire une distinction capitale,
sinon entre les différentes espèces de rhumatismes, du moins entre les rhumatisants
eux-mêmes.

A tels malades conviendront les eaux alca-
lines, à tels autres les eaux sulfureuses.

Les eaux de Saint-Honoré conviendront
aux rhumatisants dont la constitution est
plus ou moins affaiblie ; aux malades chez les-
quels il sera nécessaire d'appliquer une médication en même temps sudorifique et sti-
mulante ; et si chez certains sujets les eaux
sulfureuses fortes sont peut-être préférables,
les eaux plus faibles, plus douces de Saint-
Honoré, sont d'un emploi plus sûr chez certains autres plus irritables.

AFFECTIONS DE LA MATRICE. — *Aménorrhée,
Dysménorrhée.* — J'ai dit en parlant de l'action physiologique des eaux de Saint-Honoré,
qu'elles activent la menstruation ; c'était assez faire prévoir leur utilité dans les cas qui
nous occupent.

Au moment de la puberté, cette fonction,
qui domine la pathologie de la femme, ne s'é-
tablit pas toujours d'une manière régulière,
aussi voit-on souvent des affections sérieuses
naître à cette époque de la vie.

Les bains, l'eau en boisson, les douches, ne
tardent pas à être suivis d'un heureux résultat en reconstituant la malade, en augmen-

tant la richesse du sang, en même temps qu'une poussée plus efficace vient se faire vers les organes.

Dans un grand nombre de maladies, la suppression des menstrues est toujours l'indice d'une aggravation, de même que le retour de la fonction est certainement le point de départ d'une amélioration notable, sinon d'une guérison complète.

Il peut arriver qu'à la suite d'une imprudence pendant l'époque menstruelle, la femme voie tout à coup le sang se frayer une autre route. C'est habituellement par les muqueuses que se fait cette hémorrhagie supplémentaire, et si l'écoulement du sang n'est pas la suite de cette déviation, toujours est-il qu'une congestion sérieuse en est la conséquence et peut amener, après elle, des affections graves pour celui des organes qui a été atteint.

Cela est d'autant plus facile à comprendre, que c'est toujours vers l'organe qui présentait déjà un surcroît de vitalité, que se fait la congestion.

Nous avons observé, à Saint-Honoré, bien des cas pareils à ceux que nous signalons ici, et nous les avons toujours vus céder avec le retour de la fonction supprimée, ou déviée. Ainsi, bon nombre de prétendues laryngites, accompagnées chez de jeunes filles d'une extinction plus ou moins complète de la voix et survenant à la suite d'une diminution de l'écoulement menstruel, ne sont pas autre chose que de simples congestions de la muqueuse laryngienne ; la laryngoscopie en

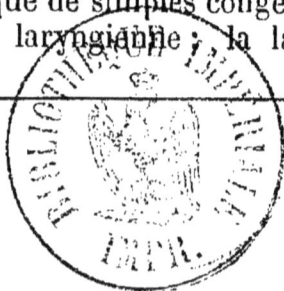

donne la preuve évidente. Que les règles, à la suite du traitement minéral, soient augmentées, l'on voit bientôt la coloration foncée de la muqueuse disparaître, et, avec le retour de la voix, les cordes vocales elles-mêmes qui participaient à cette rougeur congestive, reprendre leur coloration première.

Leucorrhée. — C'est une affection extrêmement commune qui paraît être habituelle chez les femmes lymphatiques, et chez celles surtout qui habitent les grandes villes.

Incommodes d'abord, ces pertes peuvent avoir pour résultat des ulcérations graves et un engorgement de la matrice elle-même.

Outre ces accidents locaux, les flueurs blanches ont parfois un fâcheux retentissement sur l'organisme entier. Les malades tombent alors dans un état de langueur suivi bientôt du trouble des organes digestifs. L'estomac devient souffrant, l'appétit capricieux, et, avec l'anémie, paraissent des névralgies qui font le désespoir de la malade et du médecin.

Un traitement sulfureux, local et général, agit directement sur les parties malades, en même temps qu'il s'adresse à la constitution elle-même.

Le changement de climat, des habitudes nouvelles, des journées bien remplies, succédant à une vie oisive, sont autant de causes efficaces qui viennent s'ajouter à la médication minérale, et soustraire la malade aux conditions au milieu desquelles avait paru la maladie.

Affections nerveuses. — L'eau hyposthénisante de Saint-Honoré est encore d'un utile emploi contre ces affections qu'il suffit de connaître pour comprendre toute l'importance de leur guérison. Les névralgies, les viscéralgies, les névroses même peuvent être la conséquence d'une affection de l'utérus.

Si cette affection est sous la dépendance du vice scrofuleux ou herpétique, ce qui arrive fréquemment, l'action directe du soufre viendra s'unir à l'effet sédatif dont nous avons parlé.

Abaissement, déviation de l'utérus. — L'utérus une fois congestionné pèse plus lourdement sur les attaches chargées de le soutenir; les ligaments perdent de leur élasticité, l'abaissement et la déviation se produisent.

C'est alors que par des douches fortement révulsives et dirigées loin de l'organe malade, on arrive à diminuer la congestion et à rendre aux ligaments leur élasticité première.

Syphilis. — Tout en ne regardant pas les eaux de Saint-Honoré comme un médicament spécifique, nous pensons qu'elles peuvent être d'une grande utilité, 1° *comme moyen de diagnostic;* et 2° *comme moyen adjuvant* du traitement.

1° *Comme moyen de diagnostic.* — Toutes les eaux sont-elles capables de dégager l'inconnu, comme le veut Patissier, ou bien cette propriété est-elle inhérente aux eaux sulfureuses? C'est ce qu'il ne nous appartient pas de décider. Toujours est-il que ces dernières, au dire de la plupart des médecins spéciaux, appellent à la peau des manifestations syphilitiques qu'on ne soupçonnait pas.

» Certaines eaux, dit M. Constantin James, jouissent de la remarquable propriété d'appeler au dehors le virus syphilitique caché profondément au sein des tissus. »

Nous ne craignons pas de placer les eaux de Saint-Honoré au nombre de ces dernières, et nous possédons plusieurs observations qui prouvent assez la vérité de notre assertion.

2° *Comme moyen adjuvant du traitement.* — Les eaux de Saint-Honoré sont d'une efficacité positive chez certains malades atteints de manifestations syphilitiques.

Commençons d'abord par mettre hors de cause toutes les affections récentes, qui certainement seraient au contraire exaspérées par la médication thermale. Mais chez certains sujets d'un lymphatisme exagéré, la médication sulfureuse est d'un heureux concours. Il semble qu'elle donne à l'économie une aptitude nouvelle à se laisser influencer par le traitement spécifique.

C'est pour des cas pareils qn'on ne saurait trop méditer le passage suivant du *Guide aux eaux minérales* de M. Constantin James : « Défiez-vous de ces éruptions cutanées que les traitements ordinaires ne peuvent ni guérir, ni même sensiblement modifier. Pour peu qu'il existe quelque antécédent vénérien, vous avez peut-être affaire à une infection générale ; c'est alors que l'épreuve des eaux, et surtout des eaux sulfureuses, devient une excellente pierre de touche qu'il ne faut pas négliger. »

AFFECTIONS DES VOIES RESPIRATOIRES

DES SALLES D'INHALATION

Au nombre des causes qui tendent à rendre, à Saint-Honoré, son ancienne splendeur, nous n'hésitons pas à placer en première ligne ses **salles d'inhalation**.

« L'inhalation, dit M. Constantin James dans la dernière édition de son GUIDE, est pratiquée à Saint-Honoré sur une grande échelle et avec beaucoup plus de succès qu'autrefois, grâce aux perfectionnements que l'inspecteur actuel, M. le docteur Collin, a si heureusement apportés dans la distribution des salles et la pulvérisation des eaux. »

On confond trop souvent le traitement qui consiste à respirer un air chargé de gaz naturellement produit par les sources, avec celui qui, au contraire, réside dans l'inhalation des vapeurs forcées s'échappant d'un générateur et n'entraînant rien, ou presque rien, des principes qui constituent l'eau minérale qui a servi à les former, ainsi que cela a lieu dans les autres établissements thermaux.

État actuel. — La salle d'inhalation de l'établissement de Saint-Honoré a 4 mètres 75 centimètres de haut et 11 mètres de long sur 7 de large.

Au milieu de cette grande salle se trouvent deux ouvertures circulaires en forme de puits de 2 mètres de profondeur sur 1 mètre

50 cent. de diamètre. Du milieu des puits s'é-
lève, à une hauteur de 80 centimètres, un
tuyau de 8 centimètres de diamètre amenant
directement l'eau de la *Crevasse*.

Au-dessus de ce tuyau peuvent se visser
deux appareils différents, destinés à diviser
l'eau autant que possible et à obtenir, par
conséquent, avec une quantité de liquide relativement faible, une abondance considérable d'hydrogène sulfuré.

Le premier de ces appareils est simplement
une boule creusée de 30 centimètres de diamètre, et dont la partie supérieure est percée
de plusieurs rangées de trous très-petits.

L'eau, partant d'un niveau supérieur, est
divisée en mille jets qui, s'élançant de la
boule, viennent retomber en se désulfurant
sur les parois du puits.

Le second appareil est plus compliqué ;
mais nous obtenons avec lui de si beaux résultats que nous sommes persuadés, qu'une
fois connu, il sera d'un grand secours dans
les établissements thermaux qui n'ont qu'une
faible quantité d'eau à employer pour les salles d'inhalation.

L'eau sulfureuse, après avoir rempli la
boule, arrive dans chacun de ces couples, et
sort avec d'autant plus de force que le niveau
d'où elle arrive est plus élevé. Les deux jets
se rencontrant, forment alors une nappe
d'eau circulaire et perpendiculaire aux
tuyaux qui la forment.

Nous obtenons ainsi huit de ces nappes
d'environ 30 centimètres de diamètre, dont

la rotation continuelle, tout en n'exigeant qu'une faible quantité d'eau, n'en remplit pas moins la salle de vapeurs hydro-sulfurées. Cet appareil possède, en outre, un avantage grandement apprécié par les malades, c'est de faire peu de bruit et de permettre aux personnes qui sont dans la salle de causer à voix basse.

La température des salles d'inhalation est. en moyenne de 18 à 20 degrés centigrades, ce qui permet aux malades d'y séjourner sans être obligés de prendre un costume spécial.

Observations générales sur les effets de l'inhalation.

Le séjour, plus ou moins prolongé, dans une atmosphère chargée d'hydrogène sulfuré, est chose sérieuse, et il faut au médecin qui l'ordonne et le surveille, une habitude que l'expérience seule peut donner.

« Au début de ma pratique thermale à Saint-Honoré, dit l'inspecteur Collin, j'avais été frappé de la contradiction qui existait entre les propriétés stupéfiantes bien reconnues de l'acide hydro-sulfurique, et les effets congestifs que je voyais souvent se produire sous mes yeux chez les malades soumis aux inhalations de ce gaz.

« Je ne veux pas parler des effets consécutifs à de fréquentes inhalations, à la saturation minérale qui se manifeste, comme chacun sait, par une excitation facile à comprendre, mais d'une excitation sur place, si je peux m'exprimer ainsi.

« La lecture des auteurs les plus estimés laissait encore mon esprit en suspens, et je fus forcé d'avoir recours à l'observation et à des expériences que je fis sur moi-même.

« Voici, aujourd'hui, comment je considère les effets physiologiques des inhalations sulfureuses de Saint-Honoré ; je les divise en trois périodes :

« 1re période, ou *période de sédation* ;

« 2e période, ou *période de retour* ;

« 3e période, ou *période d'excitation*.

« Je vais tâcher de faire comprendre la différence qui existe entre ces trois temps de l'inhalation.

« En entrant dans nos salles, on sent une forte odeur d'hydrogène sulfuré, qui, par la plupart des malades, est parfaitement supportée. On ne tarde pas à ressentir un certain bien-être caractérisé par une respiration plus calme, qui semble plus facile, et une diminution dans le nombre et la force des pulsations artérielles. Une douce moiteur se répand sur tout le corps, c'est l'*action sédative*, hyposthénisante, que j'appelle la première période de l'inhalation.

« Après un certain temps, qui varie suivant les sujets, et qui, en général, est de quinze à trente minutes, les mouvements inspiratoires tendent à revenir à leur type normal et les battements du pouls reprennent petit à petit, en nombre et en intensité, ce qu'ils avaient perdu d'abord. J'appelle ce temps de l'inhalation la deuxième période, ou *période de retour*. La troisième période, ou d'*excitation*, suit de très-près la seconde ; elle est caractérisée, au début, par de la pesanteur à la tête, qui, faible d'abord, augmente au point d'amener une véritable céphalalgie que j'ai vue accompagnée de vertiges. Il est nécessaire d'avoir recours à des révulsifs sur les extrémités inférieures pour rétablir un équilibre.»

Tel est l'usage de nos douches à haute température appliquées aux jambes, à la suite de chaque séance d'inhalation.

Si l'on réfléchit aux effets physiologiques de l'inhalation dont nous venons de parler, il sera facile de comprendre les excellents effets thérapeutiques qu'on aura le droit d'attendre d'une médication pareille, sagement administrée.

Les affections des voies respiratoires contre lesquelles les eaux de Saint-Honoré sont les plus efficaces, sont les *laryngites chroniques*, dont le diagnostic est rendu plus facile aujourd'hui à l'aide du laryngoscope ; la *bronchite chronique catarrhale* et *l'asthme*, qui sont si souvent sous la dépendance d'une maladie de la peau, et enfin cette affection si terrible, qui décime les populations: la *phthisie pulmonaire*.

Si l'on veut bien réfléchir que, dans l'immense majorité des cas, la phthisie est sous la dépendance du vice scrofuleux, on comprendra aisément de quelle utilité sont les eaux de Saint-Honoré, non-seulement pour prévenir cette affection, mais encore pour la combattre.

Malheureusement, on vient trop souvent demander aux eaux une santé à jamais perdue, alors qu'un séjour dans une station thermale aurait pu, quelques années auparavant, modifier une constitution, un tempérament qui prédisposaient à l'affection dont l'issue doit être fatale.

On ne devient pas phthisique du jour au lendemain, et, avant le dépôt du premier tubercule dans le poumon, qui oserait nier que la santé ne fût pas déjà fortement altérée?

Quel est le médecin qui n'a pas rencontré dans le monde de ces jeunes personnes pâles, chloro-anémiques, d'un lymphatisme souvent exagéré, présentant de la dysménorrhée ou de l'aménorrhée, prises fréquemment de bronchites, quelquefois d'hémoptysies, et devant lesquelles il se demande, sans que l'auscultation puisse le convaincre, s'il a affaire ou non à une phthisie au début?

C'est surtout chez les enfants et dès le premier âge que le traitement prophylactique de la phthisie pulmonaire doit être conseillé. Il est non-seulement reconnu, mais il est rationnel de penser que la médecine, la médecine minérale surtout, peut arriver à refaire une constitution, à changer un tempérament; c'est donc le plus promptement possible que la médication devra être employé chez les enfants nés de parents tuberculeux quelles que soient les apparences de santé, apparences habituellement trompeuses.

Il devra en être ainsi chez ceux qui seront nés de parents dartreux ou rhumatisants.

Nous supposons la phthisie déclarée. A quelle époque le malade devra-t-il être en-

voyé à Saint-Honoré? et l'opinion qu'il est nécessaire que la maladie soit arrivée à son
deuxième degré pour être heureusement in-
fluencée par le traitement sulfureux, doit-elle
être prise en considération?

Nous pensons que la médication aura d'autant plus de chances de succès, qu'elle s'a-
dressera à une maladie moins ancienne.

Sous l'influence de l'action sédative et re-
constituante de l'inhalation à Saint-Honoré,
la congestion pulmonaire disparaît; des hémoptysies fâcheuses à tous les points de vue
sont évitées; les forces augmentent en même
temps que l'appétit devient meilleur, et le
tubercule n'étant plus entouré de cet état
subinflammatoire qui l'accompagne presque
toujours, peut plus facilement alors, à mesure que la constitution s'améliore, passer à
l'état crétacé, forme sous laquelle on le voit,
sinon disparaître, du moins laisser le malade
jouir, pendant de longues années encore, d'une
santé relativement bonne.

ÉTABLISSEMENT THERMAL.

L'établissement thermal, pittoresquement
adossé contre le rocher, dont il n'est séparé
que par une petite allée, est placé au-dessus
des puits romains. Sa façade, exposée à
l'ouest, a 56 mètres de longueur; la largeur
ou profondeur de l'établissement est de 20
mètres. Un grand portique vitré, placé entre
les deux galeries latérales, donne accès dans

une salle centrale de 10 mètres de largeur sur 11 de profondeur. C'est dans cette salle, qui sert de salle d'attente et de conversation aux promeneurs, que s'ouvrent les deux galeries latérales, et au fond les salles d'inhalation, qui en sont séparées par de grandes portes vitrées. Chaque aile latérale, de 11 mètres de profondeur sur 20 de largeur, est composée d'une galerie centrale sur laquelle s'ouvrent, de chaque côté, les cabinets de bains ou de douches. L'aile gauche, ou du nord, contient seize cabinets avec baignoires en pierre et en faïence de Nevers, alimentées exclusivement par l'eau de la source de la Crevasse. Le débit considérable de cette source permet de se passer de réservoirs. Huit cabinets de bains sont munis d'appareils à douches. Au fond de chaque baignoire, il y a une ouverture à vis, à laquelle un tuyau de caoutchouc peut être adapté à volonté pour l'administration des douches internes. Dans une très-vaste piscine qui reçoit de la source des *Romains* 400 mètres cubes d'eau par vingt-quatre heures, les malades se livrent à l'exercice salutaire de la natation, et cela dans une eau continuellement renouvelée et naturellement chaude. L'aile droite de l'établissement est spécialement consacrée au service des douches sans bains. Trois cabinets avec piscines à douches sont affectés à ce genre de traitement et munis de tous les appareils usités en hydrothérapie thermale : douches chaudes, froides, écossaises, graduées, en pluie, en arrosoirs, jets, lames, etc... A chacun de ces cabinets est attachée une salle de repos avec lit. Puis, cabinets pour bains de siége à jets continus, en arrosoir et simple jet, à douches ascendantes, bains de pieds, douches de gorge, etc., etc. On le voit, Saint-Honoré n'a rien à envier, dans son installation balnéaire, aux autres thermes de la France et de l'étranger.

L'établissement possède deux grands hôtels: l'*Hôtel des Bains,* dans le parc, et l'*Hôtel du Morvan,* sur la route de Nevers, tous deux richement meublés, avec grands et petits appartements pour familles, salons de lecture et de jeu. De nouvelles constructions viennent d'être élevées avec châlets, remises, écuries, etc., pour répondre aux besoins toujours croissants à chaque saison.

Au bourg, on trouve des chambres et maisons meublées, pensions bourgeoises, à 4, 6 et 8 fr. par jour et par personne (logement, nourriture et service compris).

Enfin, le régime, comparativement à celui des autres établissements de même nature, des Pyrénées ou du centre de la France, coûte deux tiers en moins.

CURIOSITÉS ET DISTRACTIONS.

Le séjour de Saint-Honoré ne doit pas seulement attirer les malades; mais les touristes, les artistes, les archéologues y trouveront de nombreux buts de charmantes excursions : le Château de la Montagne et sa fabrique de poterie, l'étang du Seu, le Vieux-Chêne, le Désert, la Vieille-Montagne, l'église romaine de Semelay, Vandenesse et ses hauts fourneaux, l'étang de Chèvres, Moulins-Engilbert, la ferme-modèle de Poussery, la fabrique de porcelaine de Fours, les carrières de marbre de Champrobert, La Roche-Milay, Decize, le Creuzot, Imphy, les forges et fonderies impériales de Guérigny, Fourchambault, le Beuvray, Château-Chinon, les sources de l'Yonne, Autun, Vézelay, l'étang des Sétons, l'abbaye de Sept-Fonds, etc.

A l'établissement thermal il y a journaux, billards, estaminets, salons, soirées dansantes, etc., etc.

L'établissement thermal sulfureux de Saint-Honoré présente donc sur ceux d'Enghien et des Pyrénées des avantages bien précieux aux malades : moins de fatigues, plus de distractions et moins de dépenses.

EXTRAITS
DE LA PRESSE MÉDICALE

LES EAUX SULFUREUSES SODIQUES
DE Saint-Honoré-les-Bains (NIÈVRE).

Le nombre des eaux sulfureuses qui supportent
impunément l'exportation est très-limité; il faut, en
effet, pour le transport de ces eaux et leur efficacité
médicale loin des sources, des conditions de composition et de température que quelques-unes seulement
parviennent à réaliser; les eaux de Saint-Honoré sont
du petit nombre de celles qui réunissent ces conditions et occupent à ce titre une place distinguée parmi
les eaux sulfureuses dont le transport est tout à la fois
facile et exempt de tout inconvénient (1).

Sulfurées sodiques, comme les Eaux-Bonnes, d'une
température assez basse pour que la déperdition du
calorique n'en désagrége pas ses parties constituantes,
les eaux de Saint-Honoré, mises en bouteille avec un
soin tout particulier, ne perdent aucun de leurs éléments et conservent ainsi, loin de la source, toutes les
propriétés médicales que l'expérience leur a reconnues
et qui ressortent de la nature intime de leur composition.

Est-il besoin de rappeler que ces propriétés s'exercent spécialement sur les deux grandes surfaces de la
peau et de la muqueuse des voies aériennes? Que les

(1) DÉPÔT DES EAUX DE SAINT-HONORÉ, 60, rue Caumartin, à Paris, au Magasin de toutes les eaux minérales naturelles. — Vente dans toutes les pharmacies.

affections dermiques et celles de l'appareil respiratoire sont plus particulièrement du domaine thérapeutique des eaux sulfureuses, et par conséquent des eaux de Saint-Honoré? Personne, en effet, n'ignore que ces agents précieux, dont le soufre est la caractéristique, ont une action en quelque sorte spécifique dans les maladies qui ont leur siége soit à la peau, soit dans les voies respiratoires.

Mais cette action bienfaisante que les eaux sulfureuses de Saint-Honoré exercent sur la muqueuse de l'appareil aérien s'étend à d'autres muqueuses, et l'on voit, sous son influence, s'amender certaines dyspepsies, se relever les fonctions digestives, et disparaître certaines lésions utérines qui affectent plus particulièrement la muqueuse du col ou du corps de l'organe gestateur.

Cette action locale des eaux de Saint-Honoré sur des surfaces aussi étendues que celles de la peau et des muqueuses se traduit bientôt par une excitation de toutes les fonctions de l'organisme, à ce point que les sécrétions sont augmentées, et que la vitalité devient plus grande. Ainsi s'explique comment les eaux de Saint-Honoré réussissent dans presque toutes les manifestations du lymphatisme, depuis la simple anémie jusqu'à la scrofule la plus prononcée, et dans tous ces états caractérisés par la dépression des forces de la vie.

L'expérience et l'observation ont depuis longtemps constaté que telles sont bien les propriétés médicales des eaux de Saint-Honoré, et que ces propriétés ne s'altèrent pas par le transport. Sans doute l'usage des eaux minérales exportées ne remplace pas absolument la médication près des sources, non à cause de la dépréciation que les eaux ont pu éprouver, mais à cause de l'absence de ce qu'en hydrologie, on appelle les circonstances nécessaires, et qui ne sont pas sans importance, il faut bien le reconnaître, dans tout traitement hydrominéral.

Cependant, ces circonstances n'ont pas un rôle capital, et la base de la médication réside toujours, en définitive, dans la composition de l'eau et dans la conservation de ses éléments.

A ces deux points de vue, les eaux sulfureuses de Saint-Honoré ne laissent place à aucune critique, et l'on peut répéter à juste titre que le centre de la France possède ses Eaux-Bonnes, et que les montagnes du Morvan peuvent, sous ce rapport, lutter sans désavantage avec les montagnes des Pyrénées.

Saint-Honoré est, en effet, placé dans le département de la Nièvre, près de Moulins-Engilbert et Nevers, et rayonne, par les deux lignes du chemin de fer de Lyon, sur toutes les parties de la France.

A ce point de vue encore, l'exportation de l'eau est des plus faciles, et, comme on le voit, tout concourt à vulgariser l'usage d'une source que sa composition, sa conservation et ses admirables propriétés médicales, rendent précieuse.

Grâce à des améliorations récentes et de nombreux agrandissements apportés à l'établissement thermal, et principalement dans ses hôtels, les baigneurs recevront, dès la saison prochaine, tout le bien-être qu'on aime trouver à une station balnéaire de premier ordre.

Le docteur BENOIST.

(*Union médicale.* — 1869.)

LES EAUX SULFUREUSES SODIQUES
DE **Saint-Honoré** (NIÈVRE).

La spécificité des eaux sulfureuses dans le traitement des maladies des voies respiratoires est aujourd'hui chose tellement reconnue, que ce serait peine inutile que de vouloir l'appuyer par des preuves. Seulement ce qui n'était jusqu'à présent qu'à l'état de fait clinique, vient de recevoir de M. Claude Bernard, une explication expérimentale. Ainsi, il résulte des recherches de l'illustre savant que le soufre, n'importe par quelle voie il pénètre dans l'organisme, finit toujours par s'échapper par le poumon. « J'ai placé, dit-il, sous les narines d'un chien, dans l'intestin duquel j'avais injecté une solution sulfureuse, du papier imbibé d'acétate de plomb. Or ce papier, de blanc qu'il était, est devenu rapidement noir, le soufre contenu dans l'air expiré s'étant combiné avec l'acétate de plomb pour former un sulfure. »

On ne sera donc pas surpris que nous venions appeler l'attention de nos confrères sur les eaux sulfureuses de Saint-Honoré, situées dans la Nièvre, au centre même de la France, et sur leur efficacité, constatée depuis des siècles, dans le traitement des maladies de poitrine.

Nous disons « constatées depuis des siècles. » Ce sont ces eaux, en effet, qui, du temps de l'ancienne Rome, étaient désignées sous le nom d'*aquæ Nisinæi*. Quatre voies différentes y aboutissaient, et à en juger par les débris des colonnes, des urnes et des piscines qui jonchent le sol au voisinage des sources, elles avaient dès cette époque une importance de premier ordre. Cette importance, elle est à la veille de la recouvrer, grâce aux magnifiques travaux qu'y vient de faire exécuter M. le marquis d'Espeuilles, sénateur et maire de Saint-Honoré, sous l'habile direction de M. Jules François, ingénieur en chef des établissements thermaux de France.

Mais, jusqu'à présent, on n'avait fait usage de ces eaux qu'aux lieux mêmes où elles jaillissent. On ignorait qu'elles fussent aptes à l'exportation. Il résulte, au contraire, des expériences faites sur la plus vaste échelle, qu'elles supportent très-bien le transport ; ce sont même, de toutes les eaux sulfureuses, celles qui, loin de la source, conservent le mieux l'intégrité de leur composition et de leur spécificité.

Les eaux de Saint-Honoré, dit le docteur Constantin James, dans son *Guide*, sont d'une efficacité réelle contre les maladies cutanées, en particulier contre l'eczéma, l'impétigo et même le lichen. Elles conviennent aussi dans les leucorrhées et les engorgements passifs de l'utérus. Enfin leur extrême digestibilité et leurs propriétés apéritives dissipent facilement les saburres des premières voies.

Mais c'est le traitement des affections pulmonaires qui a constitué de tout temps leur spécialité. D'après M. Collin, d'accord en cela avec l'ancien inspecteur Allard, il est très-peu de catarrhes du larynx, de la trachée et des bronches qui ne cèdent à l'emploi bien dirigé de ces eaux, surtout quand ils se rattachent à la diathèse strumeuse si commune chez l'enfance. En sera-t-il de même pour la phthisie? Je ne serais pas éloigné de croire qu'elles peuvent, en pareil cas, rendre également de très-réels services. Ainsi j'ai envoyé, il y a quelques années, à Saint-Honoré, un malade atteint d'un catarrhe bronchique des plus graves, que compliquait peut-être une tuberculisation commençante, lequel, arrivé mourant aux eaux, les quitta dans l'état de santé le plus satisfaisant. J'aurais à peine espéré pareil succès des Eaux-Bonnes.

Notons en passant ce rapprochement que M. Constantin James établit entre les eaux de Saint-Honoré et celles de Bonnes. Darralde lui-même, l'inspecteur de ces dernières eaux, n'hésitait pas à déclarer que c'étaient des sources similaires : témoin sa réponse à une personne de Nevers qui le consultait pour savoir si elle devait se rendre aux Eaux-Bonnes. « A quoi bon, lui dit-il, faire un si long déplacement? N'avez-vous pas près de vous Saint-Honoré? »

Ainsi les eaux de Saint-Honoré égalent les Eaux-Bonnes par leur efficacité contre les maladies de poitrine. De plus — et ceci est un fait capital — elles leur sont supérieures par la sécurité de leur emploi. Qui ne connaît en effet cette fâcheuse propriété qu'ont les Eaux-Bonnes de rappeler les crachements de sang (*hémoptysie*) chez les personnes qui en avaient déjà éprouvé, et même de les développer de toute pièce chez celles qui jusqu'alors en avaient été exemptes? Or rien de semblable n'est à craindre pour les eaux de Saint-Honoré. Bien loin de faire affluer le sang vers les poumons, elles tendraient plutôt à l'en détourner, ainsi que le prouve la rapidité avec laquelle elles amènent la résolution des engorgements ou des congestions pulmonaires.

Nous appelons l'attention de nos confrères sur une eau trop peu connue comparativement aux services qu'elle a déjà rendus et qu'elle est appelée à rendre à la thérapeutique. Et si elle vient un des dernières par rang d'inscription, nous ne craignons pas d'affirmer qu'elle se placera bientôt une des premières par son immense valeur médicinale.   Dr E. BERNARD.

(*Gazette médicale de Paris*, 13 mars 1869)

EAUX SULFUREUSES SODIQUES

DE **Saint-Honoré-les-Bains** (NIÈVRE).

Bien des gens nient, la négation est si facile, l'efficacité des eaux sulfureuses transportées loin de leur origine; quelques médecins se sont rangés de cet avis et pourtant nous voyons tous les jours les Eaux-Bonnes, les eaux de Guagno, les eaux d'Aix, etc., figurer avec distinction dans l'arsénal de la thérapeutique. Les plus grands médecins les prescrivent, et le sens commun du vulgaire perpétue leur usage. Nous admettrons volontiers que l'embouteillage, si parfait qu'il soit, si rapide qu'il s'effectue, laisse échapper certains principes gazeux incoercibles: mais la vertu de la source réside-t-elle uniquement dans la matière qui s'évapore, et l'analyse du liquide, opérée chimiquement, après long voyage, après long séjour dans un vase clos, n'a-t-elle pas justifié maintes fois la confiance accordée aux eaux sulfureuses, et prouvé l'inaltération de leurs principes médicamenteux? Nous avons vu un nombre considérable de malades dont la guérison, commencée aux sources mêmes, n'a pu s'achever, se consolider, qu'au bout de plusieurs mois, de plusieurs années, grâce à l'emploi persistant des eaux. D'ailleurs, combien n'y a-t-il pas de malades qui, ne pouvant se déplacer, quitter leurs affaires, sont réduits à ne faire usage que des eaux transportées. Parmi elles, nous établissons une différence notable entre les eaux chaudes, les eaux tièdes et les eaux froides. Plus la température du liquide est élevée, plus les principes gazeux s'évaporent en abondance : il y a donc presque certitude d'inaltérabilité absolue, quand cette température, à la source, au moment où s'opère l'embouteillage, ne dépasse pas, d'une manière appréciable, la température atmosphérique ambiante.

Beaucoup d'eaux minéro-thermales sulfureuses transportées, dont l'action efficace inspire des doutes à quelques esprits sceptiques, semblent vouloir d'elles-mêmes protester contre l'injustice qui les poursuit ; car, après leur ingestion, une odeur sulfureuse accompagne les matières fécales, de l'hydrogène sulfuré se mêle aux exsudations, aux transpirations de l'économie, preuves évidentes de l'immixtion intime du liquide minéralisé avec nos propres humeurs.

Les eaux de *Saint-Honoré-les-Bains* sont dans ce cas ; l'acide sulfhydrique libre qui s'en dégage est à peine sensible ; l'odeur d'hydrogène sulfuré qu'elles exhalent est très-légère, et néanmoins, une verrée, deux verrées d'eau, suffisent chez les personnes douées d'une absorption active, pour que les phénomènes précités aient lieu. Expédiées pures, saturées de tous les sels qui les constituent à leur origine, elles peuvent donc réaliser au loin d'éclatants succès, surtout dans les maladies de la peau, dans les leucorrhées, les engorgements utérins, les catarrhes scrofuleux du larynx et des bronches. On en a retiré aussi d'immenses avantages dans la médication préventive et effective des enfants lymphatiques, scrofuleux et dartreux, dans les maladies des jeunes filles atteintes de pâles couleurs, de suspension ou de déviation menstruelle, chez les individus en proie aux dégénérescences qu'amène la syphilide, etc. Généralement, les eaux de Saint-Honoré jouissent du rare privilège de refaire, à la longue, les constitutions délabrées ; il faut que le liquide transporté vienne en aide au liquide pris à la source par le malade, et en prolonge l'influence médicatrice.

L'établissement thermal de Saint-Honoré-les-Bains,

seul établissement d'eaux sulfureuses au centre de la France, connu déjà d'une manière si avantageuse comme station thermale, mérite, en conséquence, à tous égards, de prendre sa place parmi les eaux transportées. La minéralisation différente et graduée de chaque source permet de l'accommoder aux exigences diverses d'âge, de constitution, d'état maladif aigu ou chronique ; on la boit sans répugnance, sans éprouver la moindre surcharge d'estomac ; on peut la mêler à du lait, à un infusé béchique quelconque, à un sirop. On la prend à jeun, à la dose de un à deux verres pour les adultes.

Cette eau s'expédie en de petites bouteilles hermétiquement bouchées et capsulées. On fera bien de consommer la bouteille dans le jour même où elle aura été ouverte, afin d'éviter une déperdition gazeuse considérable.

Voir, sur l'emploi physiologique et médical des eaux de Saint-Honoré-les-Bains, les *Etudes médicales scientifiques et statistiques sur les principales eaux de France, d'Angleterre et d'Allemagne,* par M. le docteur Herpin, de Metz ; le *Guide médical aux eaux de Saint-Honoré,* par M. le docteur Collin ; les *Articles* du docteur Allard, insérés dans la *Revue d'hydrologie* publiée à Strasbourg; le *Guide aux eaux minérules,* de M. Constantin James ; les *Analyses comparées des Eaux-Bonnes et des eaux de Saint-Honoré,* par M. O. Henry. Ce ne sont pas des allégations vaines ; les preuves ressortent des faits eux-mêmes. Dr EMILE BEGIN.

(France médicale.)

DES EAUX MINÉRALES SULFUREUSES
DE **Saint-Honoré-les-Bains** (NIÈVRE).

Si toutes les eaux ont leur spécialité curative, et rendent des services que la pharmacie leur envie, on ne saurait nier que les sulfureuses, entre toutes, en remplissent le rôle dominant en thérapeutique.

Employées d'abord contre les maladies de la peau dont la minéralisation sulfurée les indiquait comme spécifiques, l'expérience clinique a montré bientôt que les eaux sulfureuses avaient encore une action élective sur les voies respiratoires, et, par suite, sur les maladies de ces organes.

Les preuves sont faites à cet égard, et nul doute ne s'élève aujourd'hui sur le double rôle qu'on leur assigne contre ces deux ordres pathologiques.

On discute encore sur le point de savoir si la préférence d'efficacité revient aux sulfureuses chaudes ou froides, sodiques ou calciques ; mais cette question est secondaire, quoique les médecins s'accordent généralement à préférer les premières aux secondes.

Quoi qu'il en soit, les eaux de **Saint-Honoré**, dans la Nièvre, dont nous voulons faire mention ici, participent, selon leur analyse, de cette double minéralisation avec prédominance sodique. C'est ce qui les rend, selon nous, de véritables analogues des sulfureuses des Pyrénées et des sulfureuses d'Enghien et de Pierrefonds, dont elles remplissent le double rôle curatif.

La température modérée des eaux de Saint-Honoré les recommande à la médecine, lorsqu'on sait que moins les eaux de cette espèce ont à se refroidir, moins elles sont susceptibles de décomposition, mieux elles se conservent en bouteilles et mieux elles supportent le transport.

D'ailleurs, les sulfureuses de Saint-Honoré ont fait leurs preuves ; les sources dont elles proviennent, déjà célèbres sous les Romains, forment aujourd'hui un des établissements les plus honorablement suivis en France.

C'est à M. le marquis d'Espeuilles, sénateur, qu'elles doivent leur restauration, et les succès qu'on y obtient ne peuvent qu'en accroître les prospérités.

Quant à l'usage médical des eaux de Saint-Honoré loin des sources ou à domicile, il se fait comme celui de toutes les sulfureuses connues aujourd'hui, par la boisson et la respiration, selon le procédé du Dr SALES-GIRONS. *(Revue médicale.)*

SAINT-HONORÉ (NIÈVRE)
SOURCES SULFUREUSES THERMALES.
(32° c.)

Itinéraire de Paris à Saint-Honoré. — Chemin de fer du Bourbonnais par Nevers, jusqu'à la station de Cercy-la-Tour : 6 heures 50 min. Omnibus de cette station à Saint-Honoré : une heure 1/2.

Les *Eaux sulfureuses de Saint-Honoré*, qui paraissent se rapporter à celles qu'on trouve anciennement décrites sous le nom de *Aquæ Nisinei*, sourdent près de Moulins-Engilbert, au pied des montagnes du Morvan, à la jonction du calcaire et du granit. Il y a quelques années encore, elles étaient comme perdues au milieu d'une prairie, et rien n'indiquait qu'elles eussent jamais été aménagées convenablement ; mais des fouilles pratiquées par le propriétaire actuel, M. le marquis d'Espeuilles, ont fait découvrir à la profondeur de 5 mètres environ, les débris d'une vaste piscine romaine sur le griffon des sources (1).

C'est seulement en 1854 que, sous la direction de M. Jules François, on s'est occupé de la construction de l'établissement actuel, dont la façade a 56 mètres de largeur et que décore un grand portique vitré. Le

(1) On y a trouvé également, au milieu des décombres, plus de six cents médailles romaines à l'effigie des principaux empereurs.

service des bains, des douches et des buvettes m'a paru
très-bien entendu. L'inhalation y est pratiquée sur
une grande échelle et avec beaucoup plus de succès
qu'autrefois, grâce aux perfectionnements que l'inspecteur actuel, M. le docteur Collin, a si heureusement
apportés dans la distribution des salles et la pulvérisation des eaux. Elle réussit surtout dans les affections
pulmonaires qui ont pour point de départ le lymphatisme et la scrofule.

L'eau de Saint-Honoré est claire, limpide, d'une
saveur douceâtre et hépatique; elle exhale une légère
odeur d'hydrogène sulfuré. Sa température et de 26°
à 28° c. Elle fournit par cinq griffons particuliers la
masse énorme de 900 mètres cubes d'eau en vingt-
quatre heures. Analysée sur les lieux mêmes par
M. O. Henry, elle a donné par litre :

Acide sulfhydrique libre..... 0,070 milligr.
Sulfure alcalin. . . . . 0,003 —
Chlorure de sodium. . . . . 0,300 —

On a voulu établir, entre la composition chimique
de ces sources et celle de la *Source-Vieille* des Eaux-
Bonnes, une analogie qui, surtout depuis l'analyse de
cette dernière source par M. Filhot, ne me paraît pas
suffisamment justifiée. Mais cela importe fort peu pour
leur action médicinale. Or, il résulte du témoignage
des divers médecins qui se sont succédé à Saint-Honoré, que ces eaux sont d'une efficacité réelle contre
les *maladies cutanées*, en particulier contre l'*eczéma*,
l'*impétigo* et même le *lichen*. Elles conviennent aussi
dans les *leucorrhées* et les *engorgements passifs de l'u-
térus*. Enfin leur extrême digestibilité et leurs propriétés apéritives dissipent facilement les saburres des
premières voies.

Mais c'est le traitement des *affections pulmonaires*
qui a constitué de tout temps leur spécialité. D'après
M. Collin, d'accord en cela avec l'ancien inspecteur
Allard, il est très-peu de *catarrhes du larynx*, de la
trachée et des *bronches* qui ne cèdent à l'emploi bien
dirigé de ces eaux, surtout quand ils se rattachent à la
diathèse strumeuse si commune chez l'enfance.

Quand on songe que les eaux de Saint-Honoré sont les seules eaux sulfureuses thermales du centre de la France et qu'elles jaillissent dans une contrée aussi salubre que pittoresque, on comprend qu'elles aient la très-légitime ambition de rivaliser prochainement avec les sources des Pyrénées dont elles rappellent les vertus thérapeutiques.

TRANSPORT.— Les eaux se conservent parfaitement. Même emploi qu'à la source. Utiles tout à la fois pour préparer la cure thermale et pour la compléter. Doivent être préférées aux Eaux-Bonnes dans toutes les affections pulmonaires où le sang a de la tendance à se porter à la poitrine.   Dr CONSTANTIN JAMES.

(*Guide aux Eaux*, 1869.)

RÉSUMÉ.

L'Eau des sources de Saint-Honoré, de nature alcaline et sulfureuse, est d'une transparence parfaite; elle est onctueuse, douce au toucher, et sa saveur est alcalescente et hépatique; elle exhale une légère odeur d'hydrogène sulfuré. Sa température est de 32° centigrades, qualité bien précieuse pour les malades ou les effets thérapeutiques. En effet, les eaux minérales sulfureuses très-chaudes, comme dans les Pyrénées, doivent séjourner dans des réservoirs pour les laisser refroidir, avant leur emploi en bains, douches, etc.; et, comme il est impossible de les préserver du contact de l'air, elles éprouvent une énorme déperdition de principes minéralisateurs. Si les eaux sulfureuses sont naturellement froides, comme celles d'Enghien, Pierrefonds, etc., la même déperdition est le résultat des moyens mis en usage pour les porter à la température nécessaire à leur emploi.

Exportation. — Jusqu'à ce jour, l'exportation des Eaux de Saint-Honoré est restée dans un cercle trop étroit; le nombre des malades qui se rendent chaque année à la station thermale, profitaient seuls de leur bénéfice; mais aujourd'hui, toutes les mesures sont prises pour donner à cette exportation le développement le plus considérable.

Pour éviter toute décomposition, l'eau de Saint-Honoré est enfermée dans de petites bouteilles hermétiquement bouchées, et capsulées avec le plus grand soin.

EMPLOI. — Les médecins recommandent spécialement l'usage des Eaux de Saint-Honoré chez les enfants lymphatiques ou scrofuleux;

Chez les adultes, elle combattra avantageusement toutes les affections des voies respiratoires, la bronchite chronique, le catarrhe et l'asthme.

Dans les maladies de la peau, les rhumatismes, les maladies de matrice et les affections nerveuses.

Dans la *chlorose* ou *pâles couleurs*, cette Eau, en relevant l'appétit, en facilitant les digestions, rendra d'immenses services. — En activant la circulation elle sera très-utile aussi aux jeunes filles ou aux femmes dont les affections dépendront d'un retard, d'une diminution ou d'une suppression menstruelle.

Doses : — De un à deux verres par jour, chez les enfants;

De un à quatre verres, pour les adultes.

L'eau de Saint-Honoré, prise loin des sources, doit être administrée à jeun; elle peut être bue pure, ou mélangée à des sirops ou à une infusion béchique bouillante, afin de tiédir l'eau et de la rapprocher de la température de la source (32°.°).

Usage externe. Employée extérieurement, en lotions ou injections, cette eau fait disparaître les boutons, les rougeurs et les démangeaisons.

Bien-être. L'établissement de Saint-Honoré n'a rien à envier aux autres Thermes : il réunit toutes les qualités de bien-être et de séjour, à des prix relativement moins élevés que partout ailleurs.

Médecin-inspecteur: M. le Dr E. COLLIN.

ITINÉRAIRE

DE

SAINT-HONORÉ-LES-BAINS (*Nièvre*)

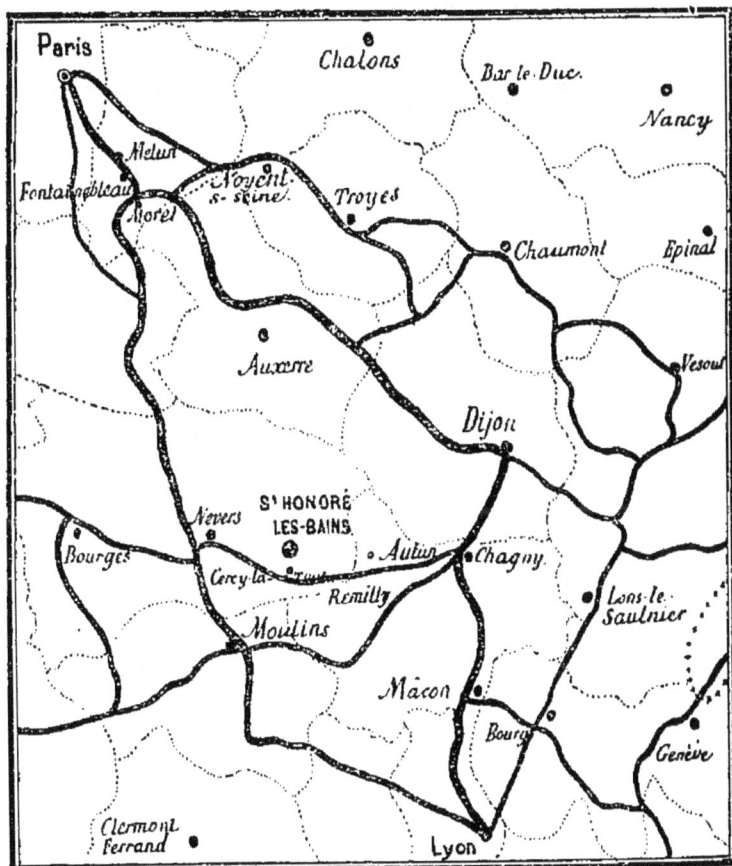

Saint-Honoré est à huit heures de Paris.

Ligne du Bourbonnais ou ligne de la Bourgogne. Station de CERCY-LA-TOUR.

De CERCY-LA-TOUR à Saint-Honoré, voitures-omnibus à tous les trains ; trajet en une heure et demie.

INDICATEUR
DE PARIS
A SAINT-HONORÉ-LES-BAINS (NIÈVRE)

I. — Ligne du Bourbonnais, par NEVERS.

	PRIX EN		
	1re	2e	3e
PARIS	»	»	»
Brunoy	2 45	1 85	1 35
Melun	5 05	3 80	2 75
Fontainebleau	6 60	4 95	3 65
MORET	7 50	5 65	4 15
Montargis	13 20	9 90	7 25
NEVERS (embranchement).	28 45	21 35	15 65
Imphy	30 25	22 70	16 65
Decize	32 70	24 55	18 »
CERCY-LA-TOUR.	34 40	25 80	18 90

II. — Ligne de la Bourgogne, par CHAGNY.

PARIS	»	»	»
MORET	7 50	5 65	4 15
Montereau	8 85	6 65	4 85
Joigny	16 35	12 25	9 »
Dijon	35 30	26 45	19 40
CHAGNY (embranchement).	41 10	30 85	22 60
Le Creuzot.	45 25	33 95	24 90
Luzy	50 15	37 65	27 60
Remilly	51 75	38 85	28 45
CERCY-LA-TOUR	53 55	40 15	29 45

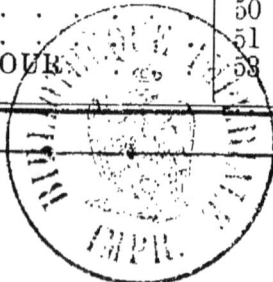

Paris. — Imp. E. Simonnet,
Typ. J. Bonaventure, 55, quai des Grands-Augustins.

181

EAUX SULFUREUSES SODIQUES

DE

SAINT-HONORÉ-LES-BAINS

(NIÈVRE)

Il est superflu d'énumérer ici les propriétés précieuses que l'on a de tout temps reconnues aux Eaux Sulfureuses en général; celles de Saint-Honoré ne font pas exception à la règle, mais elles sollicitent la préférence des praticiens, parce qu'elles sont plus agréables à boire et plus digestibles que les autres Eaux Sulfureuses.

Elles sont spécialement consacrées au traitement des *maladies de la gorge, de la voix, de la poitrine, des catarrhes chroniques, des affections nerveuses, des maladies cutanées, de la scrofule et des maladies des femmes.*

Pour les demandes en gros, s'adresser au Gérant de l'établissement de SAINT - HONORÉ - LES - BAINS *(Nièvre).*

Dépôt principal : 60, rue Caumartin — PARIS

Vente dans toutes les pharmacies et chez les marchands d'eaux minérales

---

Paris.—Imp. Bonaventure, 55, quai des Grands-Augustins.

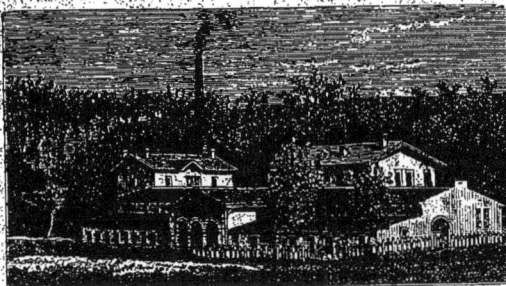